Louis DESVIGNES

Externe des Hôpitaux de Lyon
Interne des Hôpitaux de St-Étienne

De l'Absence de Température

Primitive ou Secondaire

dans

Certaines Collections Purulentes

d'Origine Appendiculaire

SOCIÉTÉ ANONYME
DE L'IMPRIMERIE THÉOLIER
12, RUE GÉRENTET 12
SAINT-ÉTIENNE (LOIRE)

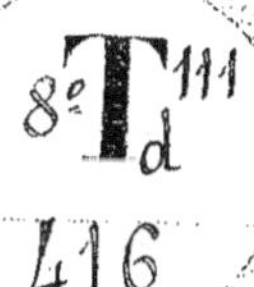

DE L'ABSENCE DE TEMPÉRATURE

PRIMITIVE OU SECONDAIRE

DANS

CERTAINES COLLECTIONS PURULENTES

D'ORIGINE APPENDICULAIRE

De l'Absence de Température

Primitive ou Secondaire

dans

Certaines Collections Purulentes

d'Origine Appendiculaire

PAR LE

Docteur Louis DESVIGNES

SAINT-ÉTIENNE
SOCIÉTÉ ANONYME DE L'IMPRIMERIE THÉOLIER
12, Rue Gérentet, 12

1920

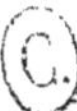

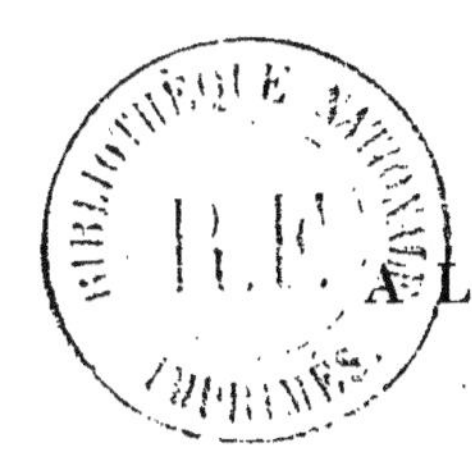

A LA MEMOIRE DE MON PÈRE
ET DE MON FRÈRE,

A MA MÈRE,

A TOUS LES MIENS,

A MES AMIS.

À mon Président de Thèse,

Monsieur le Professeur TIXIER,

Professeur de Clinique chirurgicale

Aux Membres de mon Jury.

A MES MAITRES :

Dans les Hôpitaux de Lyon :

MM. le Docteur DURAND ;
le Docteur GALLAVARDIN ;
le Docteur BRET ;
le Professeur agrégé GAYET ;
le Professeur ROLLET.

Dans les Hôpitaux de Saint-Etienne :

MM. le Docteur VIANNAY ;
le Docteur MULLER ;
le Docteur BEUTTER ;
le Docteur ARNAUD ;
le Docteur BÉRARD.

INTRODUCTION

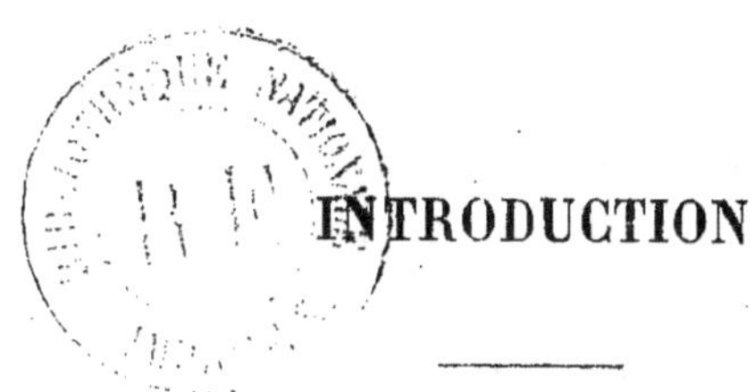

La question de la température dans l'appendicite a été étudiée par nombre d'auteurs.

La *Semaine Médicale* du 3 février 1904 publie un article intitulé : « La valeur pronostique et diagnostique de la fièvre dans l'appendicite », où M. Cheinisse, à la suite de Rotter, d'Hergoz, se livre au pointage de nombreuses statistiques.

Peu de temps après, Lancet rassemble un certain nombre d'observations dans une thèse soutenue à Paris, en 1906, et intitulée : « La température et le pouls dans quelques appendicites aiguës ». « Il y a, dit-il, des appendicites graves, sans modification de la température, de volumineuses collections suppurées, de redoutables péritonites généralisées qui évoluent presque sans fièvre. »

Vignard, dans la *Province Médicale* (du 6 avril 1907, page 169), étudie la question qui nous occupe ici et insiste sur le fait que la température s'abaisse et peut rester basse (au-dessous de 38°) pendant deux, trois jours, quand l'abcès appendiculaire s'est formé.

Voici comment il s'exprime : « En l'absence de tout symptôme abdominal, il faut tenir grand compte de la température. Volontiers on s'imagine

que les températures élevées, c'est-à-dire supérieu-
res à 38°5, ont seules une valeur au point de vue de
la gravité du pronostic. Lorsque le thermomètre
oscille entre 37°8 et 38°4, on se rassure et l'on est
presque tenté de déclarer qu'il n'y a pas de fièvre.
Si d'aventure la température reste pendant qua-
rante-huit heures au-dessous de 38°, on ne se donne
même plus la peine de penser à la moindre com-
plication. Or, je crois avoir assez démontré par des
exemples qué lorsque l'abcès est formé et enkysté
loin de la cavité péritonéale, la température s'abaisse
et reste basse pendant deux ou trois jours, pour re-
monter ensuite. Il ne faut donc pas se laisser aller
à une sécurité qui peut être préjudiciable au malade.
Lorsque, au troisième ou quatrième jour, et à plus
forte raison au delà, un appendiculaire a une température égale ou supérieure à 38°, on peut être
certain qu'il y a du pus. »

A la Société de Chirurgie de Lyon du 25 février
1909 (compte rendu in *Lyon Médical* 1909, page
930), dans une discussion sur les formes purulentes
d'appendicites et de péritonite apyrétique, Vignard
cite le cas d'une appendicite chez une fillette de
12 ans, avec, comme premier et presque unique
symptôme, de l'occlusion. L'intervention au 5° jour
après une évolution à 38°, mène sur des anses grêles, agglutinées, d'un isolement difficile, au milieu
desquelles se trouve, noyé dans un abcès, un appendice enflammé, en battant de cloche, perforé à son
extrémité.

L'auteur profite de cette observation pour attirer

à nouveau l'attention sur le peu de renseignements que donne la température dans l'appendicite chez l'enfant. « Il n'est pas rare, dit-il, de trouver des ventres pleins de pus avec une température de 38° ou 38°2 et, récemment encore, j'ai observé un petit garçon qui avait de la péritonite diffuse, un appendice énorme, gangrené et perforé à son extrémité, avec une température de 37°8 le matin du jour où je l'ai opéré, un ventre dur, mais peu ballonné, et un état général qui ne paraissait pas altéré. »

Bérard et Vignard, dans leur *Traité de l'Appendicite*, en **1914**, ont insisté à diverses reprises sur le caractère trompeur de l'apyrexie dans certaines formes d'appendicites. Nous aurons, au cours de ce travail, l'occasion de revenir sur cet ouvrage. C'est donc un fait bien connu à l'heure actuelle. Nous pensons cependant faire œuvre utile, en soulignant encore une fois le fait, et en lui consacrant notre travail inaugural.

Nous y apportons un certain nombre d'observations inédites que nous devons à l'obligeance du docteur Müller, chirurgien des hôpitaux de Saint-Etienne.

Qu'il nous soit permis de lui témoigner ici nos sentiments de vive gratitude pour la bienveillance avec laquelle il nous a accueilli dans son service où nous avons eu l'occasion de suivre deux des malades cités dans ce travail.

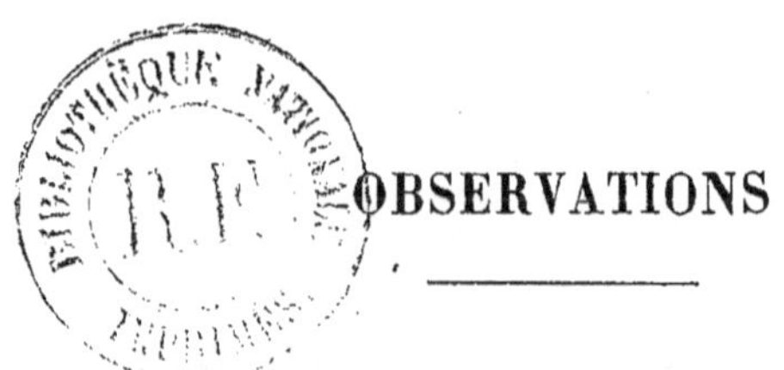

OBSERVATIONS

Ces observations seront naturellement divisées en deux groupes par leur étude clinique même. Dans le premier, nous réunirons les malades que nous appellerons les apyrétiques primitifs, les malades au-dessous de 38° ou dépassant à peine 38°, ayant cette faible température dès le début de la crise, par opposition à ceux du second groupe qui sera réservé à nos dénommés les apyrétiques dits secondaires, avec chute de température au-dessous de 38° après quelques jours de fièvre, et se maintenant au-dessous de 38° pendant deux, trois, quatre jours et plus, donnant l'impression de résolution de la crise sans suppuration, le pouls évoluant souvent de pair avec la température et se tenant au-dessous de 100.

OBSERVATIONS DU PREMIER GROUPE
LES APYRETIQUES PRIMITIFS

OBSERVATION I

M. Ch. Jean-Marie, 8 ans. — Cet enfant est envoyé à l'hôpital de Bellevue, le 25 octobre 1912, par le Dr Berthier, pour des symptômes d'occlusion intestinale ayant débuté il y a quatre jours, le 21 octobre au soir, par des douleurs abdominales, l'absence d'émission de matières et de gaz, des vomissements bilieux incessants, une température constamment au-dessous de 38° depuis le début de la crise.

Pas d'histoire abdominale antérieure, a eu, depuis le début des accidents, lavements et purgations avec calomel sans résultat, à l'examen à l'entrée le facies est assez bon, non grippé, le ventre est un peu météorisé dans toute son étendue ; un peu de défense musculaire, sans contracture intense, sans ventre de bois.

La palpation, peu douloureuse, ne décèle aucun plastron, ni aucune tuméfaction localisée. Le toucher rectal est négatif.

Langue saburale, température 36,8, pouls à 100. On décide l'intervention immédiate sans faire de diagnostic précis.

Intervention, 25 octobre, à 11 h. 1/2, quatrième jour de la maladie.

Laparotomie sous-ombilicale médiane.

Il s'agit d'une péritonite généralisée, il s'écoule du liquide purulent à odeur stercorale.

Il n'y a aucun cloisonnement, les anses sont libres au milieu du liquide purulent, recouvertes d'exsudats fibrineux qui les accolent çà et là les unes aux autres. On se dirige vers la fosse iliaque droite pour attirer le cœcum : ces manœuvres font s'écouler des flots de liquide purulent. On assèche autant que faire se peut avec des compresses, on explore le cœcum et la fin de l'iléon, on ne voit pas l'appendice. On cherche à attirer plus fortement le cœcum pour examiner comme il faut sa face postérieure. Cette extériorisation est difficile, le cœcum vient mal. On peut se rendre compte cependant que l'appendice est en situation rétrocolique, haut placé, fixé entre le côlon et la paroi, et qu'il s'agit bien d'une appendicite, mais il est impossible de faire une appendicectomie : l'appendice est hors de portée. Il faudrait faire une autre incision dans la fosse iliaque, mais cette prolongation d'intervention paraît trop grave pour l'état du malade.

On place drain et mèche à la partie inférieure de l'orifice de laparotomie, que l'on referme, sauf sur l'étendue nécessaire, au passage de drain et mèche, soit deux travers de doigt environ, l'enfant a vécu encore trois jours, avec une température au-dessous de 38°, il est mort le lundi 28 octobre, à 3 heures de l'après-midi.

Vérification. — Mardi 29 octobre, après-midi, 3 heures, abdomen considérablement distendu par les anses intestinales dilatées. Peu de liquide, il n'y a que quelques flaques de liquide purulent dans le Douglas, dans les fosses iliaques et les hypocondres, c'est-à-dire dans les parties déclives et dans les excavations de la paroi abdominale postérieure, en arrière de la masse intestinale ; mais en somme pas de liquide en quantité abondante.

Le côlon transverse tombe au-devant des anses grêles en V, entraîné par l'épiploon, qui s'est porté en masse vers la fosse iliaque droite, en avant du cœcum et du côlon ascendant.

Les anses grêles, dilatées, rouges, sont agglutinées par place par des adhérences lâches, et recouvertes d'exsudats blancs-verdâtres, qui forment çà et là de larges placards pseudo-membraneux. Au niveau de l'hypocondre gauche, l'agglutination des anses est plus solide qu'ailleurs, et il y a à ce niveau un véritable bloc d'anses, enchevêtrées les unes dans les autres, et plus ou moins tordues, qu'on libère avec une certaine difficulté.

Après constatation des organes en place, on enlève toute la masse grêle.

On inspecte alors le cœcum et le côlon ascendant, l'appendice remonte en arrière du côlon, fixé contre ce dernier : l'appendice est coudé en deux et entouré de quelques adhérences purulentes, on enlève le cœcum, côlon appendice. Ce dernier examiné, de 10 cm. de longueur environ, présente au niveau de sa portion coudée des lésions de folliculite gangréneuse, avec une perforation à l'emporte-pièce, de dimension d'une petite lentille. A l'extrémité fermée de l'appendice, petit calcul stercoral.

La masse grêle est ouverte et examinée sur toute sa longueur : il y a çà et là des plaques de congestion de la muqueuse, mais sans plus. Le duodénum, l'estomac, sont intacts, le côlon, l'S iliaque également.

En résumé :

Péritonite généralisée, purulente, par perforation appendiculaire, à signes abdominaux frustes (ce qui dominait, c'était les vomissement incessants depuis trois jours, l'arrêt des matières et des gaz).

Et ceci, sans température.

Cette péritonite s'est généralisée, malgré la situation postérieure de l'appendice, franchement rétro-colique, et haut placé, qui aurait dû entraîner la formation d'un foyer localisé.

Nous avons ici l'exemple d'un malade qui, pris en pleine santé, fait sans réaction thermique appréciable, une péritonite purulente en quatre jours.

OBSERVATION II

Cha... Louis, 30 ans. Ce malade rentre à l'hôpital de Bellevue
le 8 décembre 1919, il a été opéré il y a dix ans pour appendicite, par le docteur Viannay, et dit qu'on lui a enlevé
l'appendice. Il s'est toujours bien porté depuis.

Il y a quelques jours, il a été pris de coliques et de météo-
risme modéré, sans grand retentissement général, sans fièvre
marquée, le thermomètre oscille entre 37 et 38°, sans douleurs
vives. On fait le diagnostic d'adhérences au niveau de l'ancien
foyer appendiculaire, et on décide d'opérer le lendemain.

Intervention le 9 décembre. Incision de Mac Burney-Gosset.

On tombe sur une collection suppurée d'odeur stercorale,
la valeur d'un verre ; le pus épongé, on se rend compte qu'il
est d'origine appendiculaire, on trouve un moignon d'appendice assez long, 5 cm. environ, s'implantant normalement sur
le cœcum, ouvert à son extrémité distale. Il n'est pas douteux
qu'il s'agit de la portion cœcale restant de l'appendice, non
sphacélée lors du premier abcès appendiculaire, la pointe
et la portion distale ayant dû être détruites par le processus
suppuratif. Ce moignon, qui est resté oblitéré pendant une
dizaine d'années et inoffensif, a donné lieu au bout de ce
laps de temps à des accidents nouveaux par inflammation et
réouverture de son extrémité oblitérée, avec formation d'une
collection suppurée dans la fosse iliaque droite, à une nou-
velle appendicite avec abcès, qui fut prise, étant donné le dire
du malade et le peu de température, pour des phénomènes
d'obstruction par adhérences.

Ablation du moignon restant, suites opératoires simples,
cicatrisation en trois semaines.

OBSERVATION III

Vold... Antoine, 45 ans, entre au Pavillon d'urgence de Saint-
Etienne, le 20 septembre 1919, souffrant depuis quatre jours
de la fosse iliaque droite, où on constate une tuméfaction douloureuse, température 38°, c'est sa première crise, pas

d'antécédents à signaler. Traitement par la glace, l'opium et la diète. Pas d'intervention, étant donné le peu de température qui oscille entre 38°5 et 38° et l'impression d'évolution favorable ; le **28 septembre**, le malade est transporté à l'hôpital **Bellevue**.

Le D\ Müller le voit pour la première fois, le lundi matin, 29.
Ce dimanche, température du matin : 37°7 ; du soir : 37°1.
Le lundi,   —   —   37° ;   —   37°.

Malgré cette absence de température, on décide d'intervenir, ayant l'impression d'un gros abcès appendiculaire, à cause de la teinte terreuse du malade (teinte de résoption purulente), du pouls petit, dépressible à 110, et de la tuméfaction persistante de la fosse iliaque droite.

Opération, 29 septembre, à 17 heures.

Incision de Mac Burney-Gosset, dès l'ouverture du péritoine il s'écoule du pus malodorant, on en évacue un demi-litre au moins qui occupait la fosse iliaque droite, en avant et en arrière du cœcum, et du côlon ascendant avec prolongement en bas jusqu'à la partie supérieure du pelvis.

L'appendice coudé par son méso, retenu à la partie profonde de la fosse iliaque, plus bas que le cœcum, mais non en arrière de lui (et cependant on trouve une grosse poche purulente rétrocœcale et rétrocolique), est enlevé sans grande peine : ouvert, il présente deux calculs stercoraux durs, à caractère pierreux, anciens, logés et comme incrustés. Le plus petit, à la toute extrémité de l'appendice, le plus gros, à 4 centimètres de cette extrémité, au niveau de laquelle existe une petite perforation de la grosseur d'une tête d'épingle métallique, correspondant au petit calcul qui avait la forme et la dimension d'une moitié de noyau de merise.

Mort du malade le 1\er\ octobre, dans la nuit, trente-six heures après l'opération, par faiblesse progressive due à la résorption purulente, sans phénomène particulier du côté de l'abdomen, sans aucune réaction péritonéale.

Nous sommes ici encore en présence d'une appendicite aiguë, ayant déterminé, malgré une température modérée, la formation d'une vaste collection purulente.

Cette absence de grosse réaction thermique, la sédation des douleurs, l'absence de toute menace de réaction péritonéale

généralisée, firent différer l'intervention, la crise paraissait
devoir aboutir à la résolution et au refroidissement spontanés,
d'autant plus qu'à la fin de la deuxième semaine, la température est à 37°, et cela pendant deux jours.

Cette allure trompeuse de la température a fait perdre au
malade le bénéfice d'une intervention faite en temps voulu qui
l'eût probablement sauvé.

OBSERVATION DU SECOND GROUPE
LES APYRÉTIQUES SECONDAIRES

OBSERVATION IV

Col... Jean, 13 ans. — Cet enfant, sans antécédent intéressant,
est pris brusquement, le 7 octobre 1913, d'une douleur abdominale vive, siégeant dans la fosse iliaque droite. En même
temps apparaissent des vomissements et de la fièvre, la température oscille autour de 39° les deux premiers jours de
l'affection.

Le troisième jour, tout paraît rentrer dans l'ordre, les
vomissements se sont arrêtés, les douleurs abdominales sont
moins fortes, la température tombe à 37°6 le matin, ne
dépasse pas 37°8 le soir.

Le quatrième jour (10 octobre), l'amélioration paraît s'accen-
tuer. La fièvre est complètement tombée, 36°8 le matin, 37°2 le
soir. L'enfant garde toutefois une certaine tuméfaction diffuse
de la région sous-ombilicale, avec défense musculaire de la
paroi, et état douloureux de la région.

Le cinquième jour, température à 37°1 le matin, 37°3 le soir.

Le sixième jour, elle est à 37° le matin, et 38°3 le soir.

Le septième jour (13 octobre), elle redescend au-dessous de
38°, et on note 37°4 le matin, 37°8 dans l'après-midi.

Néanmoins, devant la persistance de l'état douloureux de
la région sous-ombilicale de l'abdomen, de la tuméfaction
diffuse sous-ombilicale avec contracture douloureuse de
défense, le docteur Rebaud, médecin traitant, fait appeler en
consultation le docteur Mullard; celui-ci, malgré l'absence de

2

fièvre depuis cinq jours, conseille l'intervention chirurgicale d'urgence. L'enfant, amené au Pavillon d'urgence de Saint-Etienne, est opéré le soir même, immédiatement avant l'opération, la température est à 38° et le pouls à 96, régulier et bien frappé.

Intervention le 13 octobre 1913, 9 heures du soir.

Laparotomie iliaque droite (Mac Burney-Gosset), avec discission musculaire. Après l'incision du péritoine, il s'écoule plus d'un demi-litre de pus collecté dans la région sous-ombilicale et le petit bass'n.

Malgré des recherches prolongées, il est impossible de trouver l'appendice et d'en faire l'ablation. Drainage par un dra'n flanqué de deux mèches de gaze, sortant à la partie inférieure de l'incision qui est suturée sur le reste de son étendue.

Suites opératoires. — Après une poussée à 39° le lendemain de l'intervention, la température baisse à 38° le surlendema'n, à 37°5 le troisième jour. Depuis, exception faite pour un crochet fébrile à 38°4 le jour du pansement, elle est restée au-dessous de 38°, et oscille définitivement à partir du 23 octobre autour de 37°.

Cicatrisation complète avec guérison en un mois environ.

OBSERVATION V

Femme Guill..., 55 ans, entre à l'hôpital Bellevue le 26 avril 1912. Rien à noter dans les antécédents, bonne santé habituelle, n'a jamais souffert du ventre jusqu'ici. C'est sa première crise, ayant débuté brusquement, il y a quatre jours, avec vomissement le premier jour ; la malade est mise au repos avec de la glace sur le ventre, on note un gros plastron de la fosse iliaque droite, la température est voisine de 39°.

Le 28, la malade commense sa défervescence, le 29 et le 30, apyrex'e.

On intervient le 30, la malade ayant gardé une tuméfaction douloureuse par incision oblique avec discission. Après ouverture du péritoine et décollement antérieur du cœcum et de l'épiploon, il s'écoule environ un verre de pus épais et fétide.

Après évacuation du pus, recherche de l'append'ce qui est

en arrière du cœcum, enrobé par l'épiploon qu'on libère, on trouve l'appendice détruit dans sa partie initiale attenante au cœcum qui est sphacélée. Il est impossible, vu la profondeur et les adhérences, d'apercevoir nettement le point d'attache cœcum qui est sphacélée. Il est impossible, vu la profondeur

Le méso appendiculaire est également peu distinct et impossible à lier.

On met un drain plongeant vers la région appendiculo-cœcal, et quatre mèches.

Les suites opératoires sont normales, la malade quitte l'hôpital fin mai, avec une cicatrisation complète. ·

OBSERVATION I

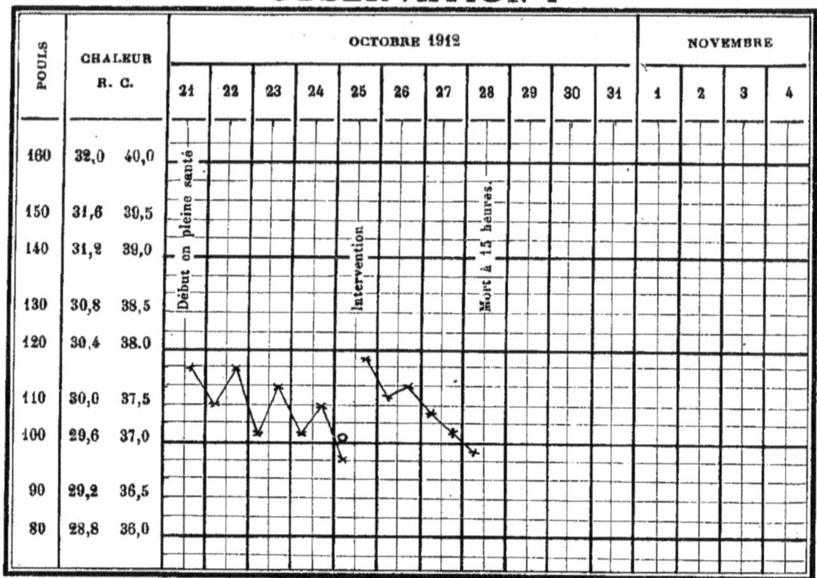

OBSERVATION II

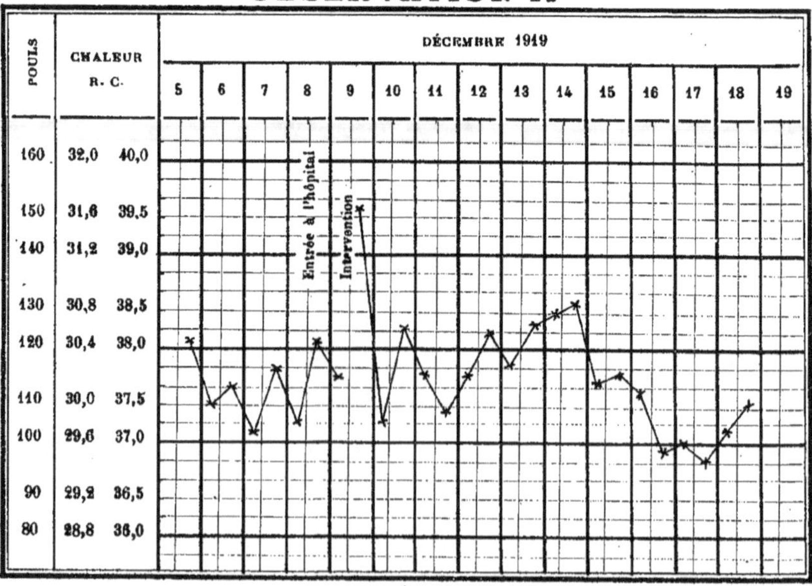

OBSERVATION III

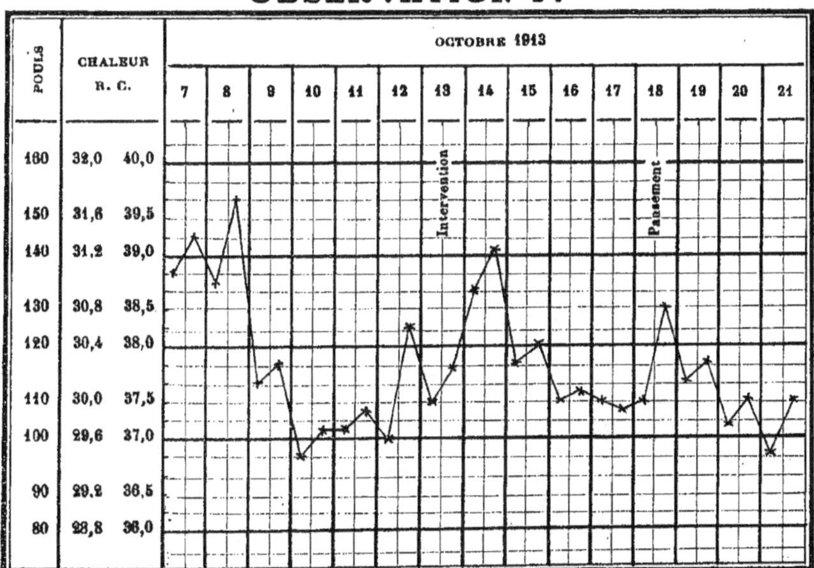

OBSERVATION IV

OBSERVATION V

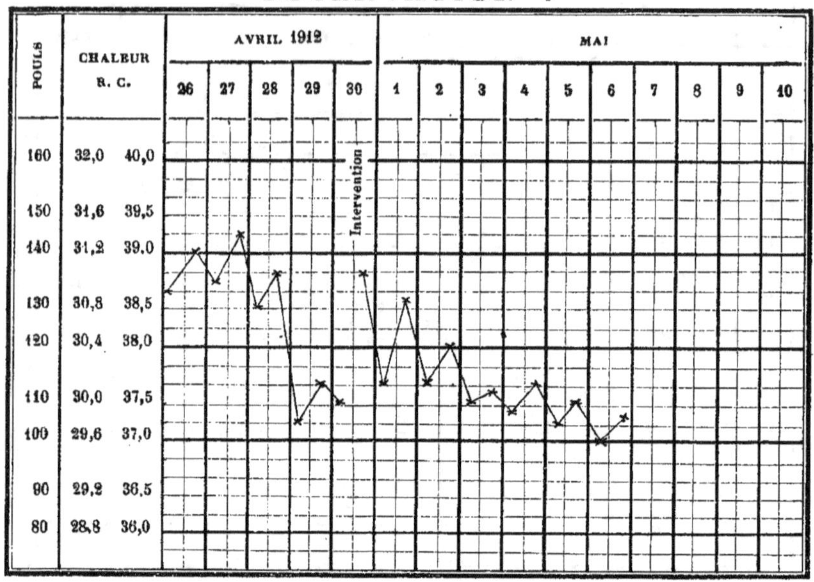

ÉTUDE CLINIQUE

Il est devenu classique actuellement de se méfier des déductions cliniques tirées de la température, on admet couramment les grosses difficultés de l'interprétation des courbes moyennes entre 37°9 et 38°6.

« On ne compte plus, disent MM. Bérard et Vignard, les cas dans lesquels on a vu évoluer des perforations, des péritonites généralisées avec des réactions thermiques qui oscillent entre ces deux chiffres, sans autre phénomène menaçant, et qui semblaient inspirer toute sécurité. »

Il est banal aussi de constater des collections purulentes après une crise très grave avec grosse température, résolution lente en lysis, refroidissement progressif et une intervention faite après quelques semaines d'apyrexie vous montre un abcès fortement enkysté.

M. Bérard insiste sur ce que certains abcès mésocœliaques, avec gangrène progressive des anses voisines, peuvent évoluer sans fièvre pendant des semaines, et il cite la belle observation d'un de ses malades chez qui il est intervenu au bout de trois semaines pour ouvrir une collection sphacélique profonde, sans contact avec la paroi, qui se manifestait seulement par une contracture ligneuse des

deux muscles grands droits, et par une pâleur terreuse, caractéristique d'infection. Depuis plus de
quinze jours, cependant, la température se main-
tenait au-dessous de 38°, avec une ou deux pointes
seulement au-dessus de 38°2 ou 38°4 ; le pouls
n'avait pas dépassé 90.

Voici d'ailleurs comment s'expliquent les deux
auteurs précédemment cités sur la question des
abcès appendiculaires :

« En général, le malade a présenté les signes ha-
bituels du début de la crise, mais ceux-ci ont per-
sisté après le deuxième jour. Dans les cas les plus
faciles à diagnostiquer, on sent un empâtement dans
la fosse iliaque droite. On compte sur la glace, la
diète et le repos pour le voir diminuer parallèlement
avec l'apaisement des signes généraux. Il n'en est
rien, et après une courte rémission de 24 heures, ou
même sans aucune espèce de trève, on constate que
la température reste élevée avec, de temps à autre,
des exacerbations plus inquiétantes de petits fris-
sons, indiquant que l'inflammation suit une marche
progressive.

Dans d'autres cas, l'évolution semble orientée vers
le refroidissement ; les symptômes généraux s'amen-
dent ; le facies est meilleur, le pouls moins rapide,
la langue moins sèche, les vomissements ont dimi-
nué ou disparu. La douleur des premiers jours se
montre plus supportable, enfin la température ma-
nifeste une tendance vers un retour à la normale ;
tout laisse espérer que la crise se dénouera sans en-
combre, lorsque le malade se plaint à nouveau de

souffrir ; il n'a pas reposé la nuit précédente, il se
sent agité et est un peu enfiévré. Le pouls est de
nouveau accéléré ; quelquefois, un vomissement,
un peu de hoquet ont surpris au milieu des signes
d'apaisement général ; la courbe thermique s'acci-
dente ; la température s'est élevée, même le matin,
et cette ascension va se poursuivre dans les heures
et jours qui suivront, tantôt par petits bonds régu-
liers, tantôt avec des écarts alarmants. Parvenue à
39°, elle s'y maintient ou redescendra pour osciller
entre 38° et 38°6.

Dans certains cas, toute sensation de péritonite
faisant défaut, c'est seulement en se basant sur les
signes généraux et sur la recrudescence de la fièvre
qu'on fait le diagnostic ferme de suppuration en voie
d'accroissement. Souvent l'opération a été décidée
parce que l'abaissement thermique n'a été ni très
complet, ni durable, c'est-à-dire que la température
ne s'était pas maintenue plusieurs jours entre 37° et
38°.

Cependant, la température pourra revenir au-
dessous de 38° lorsque l'abcès sera très enkysté, et
alors même qu'il restera volumineux.

Enfin, alors même qu'il ne donne pas lieu à de
grandes oscillations du thermomètre, un abcès peut
être assez infectant pour que l'état général périclite
peu à peu, presque sans réaction thermique. Il faut
se défier de ces états de consomption lente qui amè-
nent les sujets à la limite de leur résistance et ne
leur permettent souvent de faire qu'avec beaucoup
de peine les frais d'une intervention, même minime,

lorsque, malgré le parti pris de temporisation, elle devient nécessaire.

Nos observations, qui s'écartent entièrement du cadre de l'abcès appendiculaire classique et typique, font bien ressortir ce caractère capricieux et infidèle de la température.

Dans le premier cas cité, le malade, frappé en pleine activité, reste quatre jours au lit sans que le thermomètre ne monte à 38°, et cependant la laparotomie faite le quatrième jour montre une péritonite généralisée, un abdomen plein de pus, c'est bien le cas typique de nos apyrétiques primitifs qui, d'emblée, font du pus en abondance, alors que le thermomètre semblait devoir donner pleine sécurité.

Ce cas est d'autant plus suggestif qu'il s'agit d'une première crise appendiculaire, d'une façon indiscutable, un interrogatoire très soigneux n'a pu trouver le moindre signe suspect antérieur.

Dans l'observation de Cha..... Louis, il s'agit d'une récidive après dix ans, mais dans des circonstances telles (l'affirmation du malade au sujet de l'appendicectomie) que le thermomètre fait errer le diagnostic, et c'est pour adhérences intestinales que l'opération est décidée. Celle-ci nous conduit sur une collection suppurée de la valeur d'un verre, le cinquième jour d'une affection ayant évolué, sans que la température ne dépasse 38°1.

Les observations 4 et 5 nous montrent nos apyrétiques dits secondaires faire d'abord une crise appendiculaire que nous qualifierons de normale, crise aiguë donnant l'impression d'une grosse réaction locale, suppurée peut-être. Puis l'un de nos malades (Col... Jean, observation 4) fait le troisième jour de la crise une défervescence complète qui se maintient quatre jours pleins. Etant donné la brièveté de la réaction thermique (48 heures), il semble qu'on est en droit de penser qu'il n'y a pas de pus dans l'abdomen, la laparotomie, cependant, donne issue à plus d'un demi-litre de pus collecté dans la région sous-ombilicale et le petit bassin.

Chez la femme Guil... (observation 5), le cas est un peu différent, la crise aiguë dure une semaine, puis défervescence soudaine complète pendant 48 heures, mais là encore un verre de pus épais et fétide montre que la suppuration existait et évoluait toujours nocive.

Le cas de Vold... Antoine (observation 3) est un peu à cheval sur les deux séries de cas. C'est le malade qui, dans une première crise, fait une température oscillante autour de 38° pendant douze jours ; le treizième jour et le quatorzième, le malade est complètement apyrétique, et, cependant, l'intervention évacue un demi-litre de pus malodorant.

TRAITEMENT

Dans les cas de notre travail, il ne saurait être
question de l'intervention précoce dans les 36 ou 48
premières heures. Tout opéré dans ces conditions ne
rentre pas dans le cadre de notre étude, dont l'inté-
rêt est justement de suivre une crise capricieuse de
plusieurs jours, dont l'évolution n'est pas classique.

Et, en effet, que nous disent les traités? Ils sont
unanimes à convenir que si l'ablation de l'appendice dans les 48 premières heures n'a pas été prati-
quée, il faut provoquer le refroidissement des lésions et admettre quatre semaines comme le plus
court délai avant une opération radicale.

Dieulafoy demandait simplement que l'opération
eût lieu avant que le malade fût profondément in-
toxiqué. Quelques chirurgiens continuent à déclarer
qu'il n'y a pas de traitement médical de l'appendicite, et ils opèrent au plus tôt dès qu'ils sont appelés
à observer les malades. C'était l'opinion de
Kümmel (d'Hambourg) au congrès de Budapest, en
1909, et de Témoin (de Bourges), au congrès français de chirurgie de 1911. Mais ce sont actuellement
des exceptions, et la majorité des chirurgiens
convaincus que, même en l'absence de tout plastron
perceptible abdominal, l'opération à tiède comporte

généralement des difficultés pour le chirurgien et des risques graves pour l'opéré, ne se décident à intervenir à cette période qu'en présence d'indications très nettes. Reprise ou persistance de la température qui monte le soir à 38°5, 39°, même sans œdème progressif de la paroi, avec état anxieux du malade, menace de diffusion de l'inflammation.

Signes d'abcès confirmés au bout de quelques jours pour ne pas s'exposer à la fistulisation des parois qui enkystent l'abcès, à des péritonites diffuses tardives et à des infections par voie lymphatique ou sanguine. Enfin, signes de non-localisation après quelques jours, alors que le ventre devient plus douloureux et réagit dans des régions distantes de l'appendice.

La laparotomie apparaît aussi urgente par la découverte d'un seul signe de diffusion de la péritonite telle l'immobilité du diaphragme, la dissociation du pouls et de la température, la reprise sans cause des vomissements ou de la température.

De ces signes d'alarme, dont le médecin sait se méfier, nous rapprochons la sécurité trompeuse que donnaient nos malades, alors que l'intervention se présentait comme le traitement nécessaire.

Deux de nos malades sont morts, celui de notre première observation, parce que l'absence de température à 38°, le pouls à 100, le bon état général ont conduit à temporiser. Remarquons que l'intervention a été décidée pour les symptômes d'occlusion, et déjà, au 5° jour de cette crise d'apparence bénigne, c'était trop tard, le malade ne put faire les frais de l'opération, il mourut de sa péritonite généralisée.

Le malade de notre troisième observation a été opéré sous l'impression d'une collection et sur son mauvais état général, mais cet état n'est apparu que dans les **24** précédentes heures ; là encore l'allure trompeuse de la température a fait différer l'intervention, alors que dans nos trois autres cas le chirurgien, justement prévenu contre le thermomètre, a pu opérer, en temps voulu, celui de l'observation deux, Chab... Louis, par la complicité d'une symptomatologie d'adhérences qui force la main et conduit sur une collection qui est une découverte inattendue avec notre tableau clinique.

Col... Jean, observation quatre, a été opéré après cinq jours d'apyrexie suivant une première crise de 48 heures à cause de la tuméfaction diffuse de la région sous-ombilicale.

La femme G..., observation cinq, est opérée après une crise de trois jours suivie de 48 heures d'apyrexie, à cause de la persistance de la tuméfaction douloureuse ; on évacue un verre de pus épais et fétide, la guérison suit rapide et complète.

Ces exemples nous permettent de dire que le défaut de température, même avec un bon pouls, ne doit pas faire rejeter *à priori* l'idée d'intervention pour le praticien qui devra s'ingénier à chercher dans l'examen du malade tous les signes qui peuvent lui donner des indications, et s'il découvre d'autres raison d'opérer : tuméfaction augmentant de volume, défaut de localisation, signes de diffusion du grand péritoine, d'infection par voie sanguine ou lymphatique, affaiblissement général, allure toxique de l'affection, il devra poser ses indications immédiatement, sans s'occuper plus de l'absence de température dont l'observation pourrait le conduire à une temporisation désastreuse.

L'intervention se fera suivant les techniques habituelles ; elle aura pour but l'évacuation du foyer purulent et l'ablation complète de l'appendice chaque fois que la chose sera possible.

CONCLUSIONS

1°. Il existe des appendicites avec apyrexie primitive (au-dessous de 38° ou dépassant à peine ce chiffre) qui, en quelques jours, donnent une collection suppurée ou une péritonite purulente généralisée ;

2° Il y a des appendicites qui, après quelques jours de fièvre, font une chute de température ; se maintiennent à cette apyrexie secondaire pendant deux, trois, quatre jours et plus, avec un pouls marchant de pair et se tenant au-dessous de 100, donnant l'impression nette de résolution de la crise sans suppuration, qui peuvent évoluer cependant avec une suppuration septique et abondante ;

3° L'absence ou la chute de température ne constitue pas une contre-indication à l'intervention.

BIBLIOGRAPHIE

Semaine médicale du 3 février 1904. — « Valeur pronostique et diagnostique de la fièvre dans l'appendicite. »

Thèse LANCET, Paris 1906. — « La température et le pouls dans quelques appendicites aiguës. »

Province médicale du 6 avril 1907, p. 169.

Société de Chirurgie de Lyon, (25 février 1909). — Compte rendu in *Lyon medical*, 1909, p. 936.

Léon BÉRARD et Paul VIGNARD. — « L'appendicite : Etude clinique et critique », 1914, pages 224, 241, 265, 272, 283, 310, 351, 752, 740-760 ; Observations 69, 89, 128 et 129.

Rapport de KÜMMEL (d'Hambourg) *Congrès de Budapest*, 1909.

Rapport de TÉMOIN (de Bourges) *Congrès Français de Chirurgie*, 1911.

TABLE DES MATIÈRES

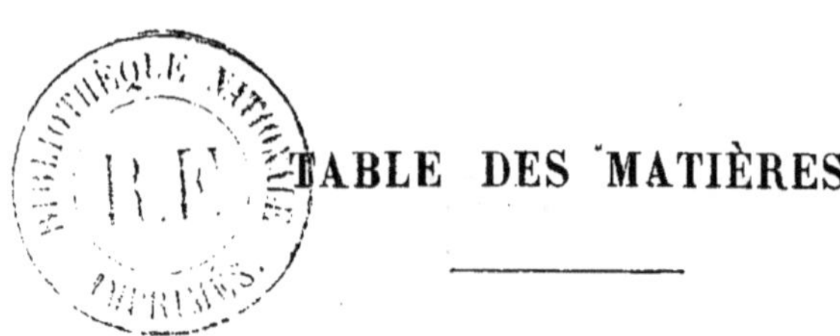

Société Anonyme de l' Imp. Théolier, 12, rue Gerentet, Saint-Etienne